AF336969

NOTICE SUR L'EAU

RÉGÉNÉRATRICE ET CONSERVATRICE

DU SANG

dite

Eau hémostatique et anti-scorbutique,

INVENTÉE PAR **M. BROCCHIERI**, DE NAPLES,

Domicilié à Paris, 23, rue Louis-le-Grand.

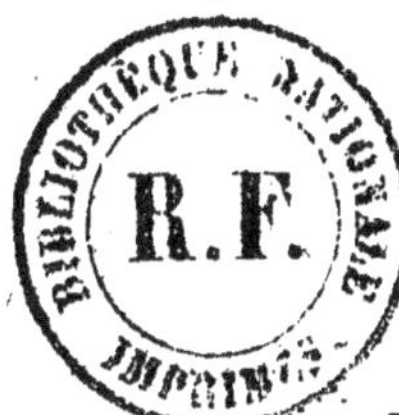

« C'est dans le sang qu'est l'amour, c'est dans le
« sang qu'est la haine, c'est dans le sang qu'est
« le crime et la vertu, l'héroïsme et la faiblesse,
« le génie et la sottise, la santé et la maladie,
« l'existence et la mort. »

Il n'est pas nécessaire d'être médecin pour comprendre l'importance physiologique du sang considéré comme agent nutritif des organes qu'il entretient dans leur état normal. Cette importance est universellement appréciée par toutes les intelligences. L'Ecriture-Sainte dit avec raison que le sang est la vie de toute chair : *anima carnis in sanguine est.* Les livres de la science humaine s'expriment dans un sens analogue, en l'appelant *suc*

1848

vital. On a prétendu que les anciens ignoraient le mouvement circulatoire et continu du sang, dans les artères et les veines qui le contiennent, et on a attribué la découverte de ce phénomène au docteur anglais Hervey, mort en 1657; mais plusieurs savants du dernier siècle ont démontré jusqu'à l'évidence qu'Hippocrate, le père de la médecine, qu'Aristote, Platon, Julius Pollux, Némésius et autres écrivains célèbres, parlent du sang en termes qui font clairement, positivement, conclure la connaissance qu'ils avaient de sa permanente circulation. D'un autre côté, Andrea Cesalpino, Fabricio d'Aquapendente, Baglivi, Fallope, etc., qui florissaient vers les derniers temps du moyen-âge, paraissent aussi en avoir possédé la notion certaine. Hervey donc, n'a eu que le mérite de revêtir ce fait de tous les développements qu'il comporte et de l'ériger en dogme médical.

M. Brocchieri, qui a fait de l'agent capital et générateur de toute vie, l'objet particulier de ses études, est parvenu à découvrir un autre agent qui préserve le sang de la corruption, de la décomposition, et le maintient indéfiniment dans son état liquide, ordinaire et vital. C'est l'Eau hémostatique et anti-scorbutique vulgairement connue sous le nom d'*eau Brocchieri*, et au moyen de laquelle aussi, il amène le sang liquide à l'état solide ou de cristallisation, en lui conservant, sous cette forme, la même incorruptibilité indéfinie, avec faculté de lui rendre à volonté sa liquidité première, ainsi que toutes les propriétés dont il jouissait précédemment, et jusqu'au mouvement de ses globules, c'est-à-dire sa puissance circulatoire et

vitale, découverte par conséquent bien supérieure
à celle de M. Dumas, car l'habile chimiste, avec
son mélange de solution de sulfate de soude et d'un
filtrage, n'obtient la liquéfaction du sang, avec agita-
tion de ses globules, que pendant vingt-quatre heu-
res à peu près, tandis que M. Brocchieri le conserve intact, indécomposé, complet à l'état liquide, des
mois entiers, des années, constamment et TOUJOURS!
Aussi l'usage de l'Eau Brocchieri est aujourd'hui
répandu partout en Europe. — Les limites néces-
sairement restreintes d'une simple notice, ne permet-
tant pas de discuter *in extenso* le procédé scientifique qui a eu pour résultat la composition de
cette Eau, nous nous bornons à résumer ici les effets vraiment merveilleux qu'elle produit. Elle
conserve, comme il a été dit, le sang dans son
état normal et à l'abri de toute espèce de fermen-
tation, putréfaction, décomposition; — par elle,
on peut distinguer et reconnaître le sang d'un individu malade et celui d'un individu à l'état de
santé; — préciser les sexes et les différents âges
de la vie, — s'assurer de la pureté des races ou
démêler leur croisement; — mesurer avec exactitude la quantité de fibrine, de sérum, de matière
colorante et autres substances élémentaires con-
tenue dans le liquide, en proportions variables,
selon l'espèce et l'état normal ou pathologique du
sujet dont il provient; — on peut même évaluer
la pesanteur spécifique de chacun des élémens
et en comparer les variations selon le cas de
santé ou de maladie, selon l'âge, le sexe ou
la race du sujet qui l'aura fourni. — Cette
préparation enfin (Eau Brocchieri), dissout les

caillots de sang, quelque part et en quelque
quantité ou proportion qu'ils se rencontrent, et
par ce fait, la circulation en est subitement et
complètement rétablie. Le sang qui reprend ainsi
son cours et sa liquidité, est amené, si on veut, à
l'état solide ou de cristallisation, et sous cette
forme, il devient également incorruptible, propre
à être transporté en tout lieu et en toute saison,
pour toute sorte d'usages, et *vice versâ*, sans per-
dre jamais ses propriétés naturelles. Aussi, il n'y
a pas un abattoir de Paris où l'Eau hémostatique
et anti–scorbutique ne soit journellement em-
ployée pour guérir, presque à l'instant, des bles-
sures de toute sorte contre lesquelles les ressour-
ces chirurgicales ordinaires agissent toujours d'une
manière beaucoup plus lente. Son emploi a, en
outre, l'immense avantage de supprimer ces opérations, d'épargner dès-lors les douleurs et les
dangers qui les accompagnent. Plus de suppura-
tion ni d'inflammation des plaies, plus de gan-
grène. Les ligatures ou la torsion des vaisseaux
deviennent désormais inutiles, sans qu'aucun cas
d'hémorrhagie se présente jamais, grâce à l'action
régénératrice de cette composition ; car elle ou-
vre au traitement des plaies artérielles un champ
nouveau, en arrêtant, comme par enchantement,
les hémorrhagies les plus graves, celles qui suc-
cèdent à la rupture des plus gros vaisseaux arté-
riels ou veineux, coupés ou déchirés, sans le secours d'aucune ligature ou torsion. Cet admirable
moyen de guérison est démontré par des faits aussi
nombreux qu'authentiquement constatés, dont la
Gazette des Hôpitaux, celle du *Dix–neuvième siècle*

et autres journaux ont souvent entretenu leurs lecteurs.

« M. le lieutenant-général Préval, ayant voulu s'assurer de l'exactitude des effets extraordinaires de l'*Eau Brocchieri* qu'il avait entendu citer, s'a-dressa à M. Bizet, conservateur des abattoires de Paris. Nous n'extrairons que ce passage de la correspondance de ces messieurs :

. . . .

  « Ce fut en 1840 que M. Brocchieri me fut re-
» commandé. Peu crédule par tempérament, j'en-
» tendis de grandes merveilles proclamées, mais qui
» ne me touchèrent point. Je voulus voir, de mes
» yeux voir, ce que l'EAU pouvait produire ; en
» conséquence j'invitai M. Brocchieri à venir ex-
» périmenter dans l'un des abattoirs. Il s'agissait
» de faire la section d'une carotide à un mouton,
» puis, *au moyen de l'Eau*, de réparer la plaie dans
» une demi-heure ; il s'agissait, mieux encore,
» d'enlever une partie du tube de cette artère avec
» une pince, et de faire reconstruire le tégument
» enlevé, *encore avec l'Eau* ; de faire, en un mot,
» ce que les femmes appellent une reprise per-
» due. M. Brocchieri accepta, et un jour fut pris
» pour les expériences. Je convoquai plusieurs
» pairs de France, des généraux, des médecins,
» des académiciens, des chimistes et même des
» journalistes pour assister à ces expériences. Elles
» se firent donc devant un jury véritablement
» d'élite.

  » Ce que M. Brocchieri avait promis fut mer-
» veilleusement exécuté. Les carotides furent com-
» plètement réparées : la première en une demi-

» heure; la seconde, à morceau enlevé, en 35 mi-
» nutes. Ces expériences ont été renouvelées sept
» à huit fois, toujours devant des juges compé-
» tents, et toujours avec un même succès. » (Ré-
ponse de M. Bizet au général Préval, 20 octobre
1845.)

Au reste, M. Brocchieri, par un mémoire
qu'il a adressé à l'Institut (Académie des Sciences), s'est engagé à prouver tous ces faits, à dé-
montrer toutes les propositions qui en découlent
et que nous venons d'indiquer sommairement. Il
a annoncé, que si ce corps savant, après examen,
obtenait la confirmation des faits articulés dans
ce mémoire, la seule faveur qu'il réclamait, con-
sistait à ce qu'on lui accordât les moyens de pro-
pager et d'étendre la connaissance des avantages
que procure l'usage de l'Eau dont il est l'inven-
teur, et ce, dans l'intérêt de l'humanité. L'Académie aurait alors à s'occuper de vérifier s'il ne
serait pas à propos et possible d'essayer le mode
d'action de l'Eau hémostatique et anti-scorbutique sur le sang vicié de certains malades, tels, par
exemple, que les individus atteints d'affection
scorbutique, de phthisie pulmonaire ou de syphi-
lis, et de voir si, comme M. Brocchieri l'affirme,
le virus ou la matière morbifique, qui altère le
sang dans ces maladies, n'est pas immédiatement
éliminé, et si bien éliminé que le sang récupère
aussitôt toutes les qualités qui constituent son
état normal. Il y aurait lieu à vérifier, en outre,
1° si dans le cas de fièvre intermittente ou perni-
cieuse, l'Eau dont il s'agit n'est pas propre à rem-
placer avec succès le sulfate de quinine et les au-

tres fébrifuges ; 2° si, en écartant les races bâtardes, dans le croisement des espèces d'animaux domestiques, on ne réussirait pas à produire une amélioration durable des races pures ; 3° si sa propriété dissolvante n'est pas de nature à guérir radicalement les palpitations dues généralement à la présence des caillots de sang, et si les tumeurs anévrismales ne disparaissent point par l'emploi de cette préparation ; — 4° si la résorption purulente qui accompagne la plupart des opérations chirurgicales ne serait pas, de la sorte, efficacement combattue ; — 5° si, dans l'intérêt de l'hygiène publique et de l'alimentation, il ne serait pas digne d'une police éclairée, de conserver, par le procédé de la cristallisation, cette masse énorme de sang épanché chaque jour en pure perte, dans les abattoirs, et qui, à l'époque caniculaire, devient, pour la plupart des lieux habités, un foyer d'infection pestilentielle et une cause redoutable de maladies ; — 6° si enfin, dans l'intérêt des classes laborieuses et pauvres, il ne conviendrait pas de convertir en matière alimentaire, par la cristallisation, le sang qui, aujourd'hui, est répandu sur le sol par millions de kilogrammes. Telles sont les intéressantes questions que M. Brocchieri a résolues, mais qu'il a modestement soumises à l'Institut, en vue de les faire revêtir d'une sanction scientifique qui ne permît plus de contester l'efficacité curative de l'Eau hémostatique dans tous les cas morbides auxquels elle est et peut être appliquée. A cette occasion, M. Brocchieri a soumis de plus à l'Académie des sciences le dessein qu'il a conçu de former une collection qui est sans modèle et dont personne n'a pu avoir la pensée avant l'invention de l'Eau conservatrice du sang. Il veut réunir un échantillon du sang de tous les personnages illustres qui éprouveront le désir de léguer à la postérité une partie impérissable, et pour ainsi dire toujours vivante d'eux-mêmes. « Avec quel intérêt, dit-il, ne visiterait-on pas dans une des galeries de Versailles les urnes renfermant le sang des grands capitaines, des hommes d'état, des savants, des poètes, des artistes, des bienfaiteurs de l'humanité !.... Ce Musée vivant des gloires de la patrie complèterait dignement celui que les arts ont déjà embelli, et que l'Europe envie à la France... L'authenticité de ces glorieuses reliques, placées sous la sauvegarde de la vénération nationale, ne serait point exposée à l'ombre d'un doute, et cette légende historique ne serait pas la moins intéressante des merveilles de la civilisation. »

En résumé, nous voyons que l'Eau Brocchieri agit de deux manières distinctes :

1° Comme hémostatique, parce qu'elle arrête instantanément toute espèce d'hémorrhagie active et passive, n'importe la cause d'où elle provient ;

2° Comme anti-scorbutique, parce qu'elle neutralise et sépare du sang et des organes infectés toute espèce d'humeur âcre, viciée et morbifique ; elle ramène à cet état pur et plastique qui convient à l'entretien de toute l'économie animale.

Ainsi qu'on le voit, cette Eau bienfaisante agit sur le sang d'une manière si bénigne qu'elle le transforme en tissu, pour réparer les hémorrha-

gies les plus rebelles, sans aucun autre secours,
puisque le premier venu peut facilement l'em-
ployer, et nous renvoyons les incrédules, s'il en
reste, aux cinq abattoirs de Paris, où l'on voit que
plusieurs milliers de cas d'accidents très graves,
souvent mortels, sont guéris par la simple application de l'Eau Brocchieri, application faite par le
concierge ou autre personne.

Voir plus haut le prodige qu'elle opère en arrêtant tous les accidents, comme nous l'avons dit
à l'article des *Abattoirs*. On ne peut manquer,
en effet, d'être frappé de ce prodige, quand on voit
que l'Eau Brocchieri remplace la ligature, la torsion, prévient l'inflammation, empêche la suppu-
ration, et par ce fait, point de résorption purulente, point de fièvre, point d'infection purulente ;
en un mot, pas de mort. Ce sont là les faits dont
nous avons un arsenal plein et à la disposition de
tous.

Encore un mot sur l'action de l'Eau anti-scorbu=
tique, c'est-à-dire conservatrice et régénératrice du
sang : elle arrête la putréfaction, la décomposition
et l'altération ; elle dissout les caillots et ramène le
sang dans sa circulation normale ; conséquemm-
ment, plus de palpitations, plus de maux de cœur,
plus d'anévrismes, plus de tumeurs anévrismales,
plus d'étouffements, plus d'attaques d'appo-
plexie, plus d'hydropisies, plus de maladies de
foie, car elle prévient ses abcès, ses engorge-
ments ; plus de maladies des muqueuses, d'in-
testins, d'estomac, des bronches et des bron-
chittes. L'élasticité des organes, produit de la circulation, sera toujours normale, et, par ce phéno-

mène, l'équilibre se maintient, ainsi que celui de toutes les fonctions sécrétoires. En un mot, l'Eau Brocchieri , adoptée comme hygiène , conserve le sang dans son état naturel et normal ; elle détruit les vices scorbutiques, syphilitiques et phthisiques où il y en a.

Par là, elle purifie les organes infectés, elle prévient les inflammations et rend le calme au sommeil, facilite les digestions, rend et fortifie la mémoire perdue, prévient les fièvres et toute espèce de maux qui n'arrivent que par le sang, *et nous serons fiers* de voir un jour que le fléau destructeur de l'humanité (le choléra), la fièvre typhoïde, la peste et d'autres, qui viennent par la décomposition du sang, seraient vaincus par l'Eau Brocchieri aussi facilement qu'elle arrête la putréfaction , la décomposition du sang, tant à l'état liquide qu'à l'état solide, ainsi que chacun peut en acquérir la conviction.

La découverte de M. Brocchieri a donc le mérite d'enrichir la thérapeutique d'un agent éminemment utile à la médecine ainsi qu'à la chirurgie, et celui de fournir à l'histoire un signe visible de son autorité. Comment se fait-il qu'un titre aussi éclatant à la reconnaissance publique et aussi digne de fixer l'attention des savants de tous les pays, ait pu être dédaigné par M. Orfila, ex-doyen de l'Ecole de Médecine, qui, deux mois avant d'être remplacé par M. Bouillaud, a été prié de faire connaître son opinion sur ces remarquables travaux, et qui, jusqu'à ce jour, n'a pas même honoré M. Brocchieri de l'accusé de réception du mémoire qu'il lui a adressé ? — Comment se fait-il que M. Dumas, lui aussi, ait gardé le même silence ?—Les savants étrangers, plus polis et moins accessibles sans doute à l'esprit de rivalité, dont, par malheur , certaines intelligences d'élite ne sont pas toujours exempts , ont tout autrement agi. Le Collége Royal de chirurgie de Londres, entre autres, s'est empressé d'annoncer, en térmes bienveillants, à M. Brocchieri , que l'importance des faits que contient son Mémoire a éveillé toute sa sollicitude, et qu'une commission a été tirée de son sein pour s'occuper, sans désemparer, de leur examen attentif, etc.

L'Eau hémostatique et anti-scorbutique de M. Brocchieri est une invention qui rend *des services si immenses* à notre pauvre humanité, que nous nous proposons de publier, dans l'un de nos prochains numéros, une deuxième édition, qui sera corroborée par des pièces authentiques de la plus haute importance.

Trémolière,
De l'Institut historique.
